AF396119

SUR LES RAPPORTS DE LA TUBERCULOSE

AVEC

LES MALADIES DE LA PEAU AUTRES QUE LE LUPUS VULGAIRE

PAR

H. HALLOPEAU

PARIS

MASSON ET Cie, ÉDITEURS

LIBRAIRES DE L'ACADÉMIE DE MÉDECINE

120, BOULEVARD SAINT-GERMAIN

1896

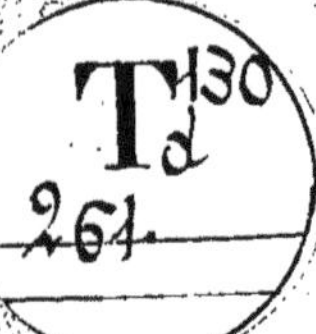

SUR LES RAPPORTS DE LA TUBERCULOSE

AVEC LES MALADIES DE LA PEAU AUTRES QUE LE LUPUS VULGAIRE

Par H. HALLOPEAU.

Cette question a été traitée excellemment, bien qu'à des points de vue un peu différents, dans nos ouvrages classiques de dermatologie particulièrement dans ceux de MM. Kaposi et Besnier, de M. Radcliffe Crocker, de M. Brocq et de M. Unna ainsi que dans les belles leçons de M. Hutchinson, dans le livre de M. du Castel dans l'article de M. Thibierge (1) et dans la grande monographie du médecin éminent dont l'école française déplore la perte si prématurée, de Leloir (2), l'un des vice-présidents de ce congrès.

Cependant, les progrès de notre science sont si rapides qu'un certain nombre de traits importants peuvent être aujourd'hui ajoutés aux travaux de ces auteurs ; nous verrons qu'ils sont de nature à modifier la conception générale des tuberculoses cutanées ; ce sont eux surtout que nous nous efforcerons de mettre en relief.

Mais auparavant, il nous faut limiter notre sujet.

I

CARACTÈRES AUXQUELS ON PEUT RECONNAITRE QU'UNE DERMATOSE EST UNE MANIFESTATION DE LA TUBERCULOSE OU QU'ELLE EST SEULEMENT FAVORISÉE DANS SON DÉVELOPPEMENT PAR CETTE INFECTION.

Quatre faits peuvent isolément permettre *d'affirmer la nature tuberculeuse* d'une affection cutanée : ce sont: 1º la possibilité de transmettre la tuberculose par *l'inoculation en série* des produits morbides ; 2º la présence *de bacilles caractéristiques dans le*

(1) *Revue des sciences médicales*, 1893.
(2) Ce travail était imprimé lorsque nous avons eu connaissance des remarquables articles que M. Jadassohn a fait paraître récemment sur le lupus érythémateux et les altérations tuberculeuses de la peau, dans le *Traité* de MM. LUBARSCH et OSTERTAG.

tissu atteint; 3° ce que nous appelons des INTRA-INOCULATIONS (1), c'est-à-dire, pour ce cas particulier, *la genèse d'une dermatose par prolifération d'altérations nettement tuberculeuses, et réciproquement, la production de tuberculoses consécutivement au développement de cette dermatose*; nous verrons qu'il en est ainsi pour le *lichen scrofulosorum* et pour les *folliculites suppuratives* des tuberculeux; ces derniers faits n'ont toute leur valeur que s'il s'agit de dermo-tuberculoses nettement différenciées; 4° *l'apparition d'éruptions différenciées, telles que celles du lichen scrofulosorum, sous l'influence des inoculations de tuberculine*.

Le développement, au voisinage de lésions douteuses, d'affections tuberculeuses banales, telles que les adénopathies, a une valeur moindre, car il peut n'y avoir là qu'une simple coïncidence ou ces manifestations peuvent se développer sous l'influence de localisations profondes; c'est ainsi que nous avons vu, avec M. Jeanselme, se produire, chez un lépreux, des adénopathies tuberculeuses; néanmoins ces tuberculisations ganglionnaires, lorsqu'elles surviennent dans la sphère lymphatique d'une dermatose, constituent de fortes présomptions en faveur de sa nature tuberculeuse: nous citerons pour témoins les adénopathies tuberculeuses que nous avons vues, avec le même collaborateur (2), se développer au voisinage d'un lupus érythémateux.

La constatation, par l'examen histologique, de lésions ayant les caractères du nodule tuberculeux et particulièrement la présence de cellules géantes sont également des arguments puissants en faveur d'une affection tuberculeuse; on ne peut dire cependant qu'elles soient pathognomoniques, car on peut trouver des altérations très analogues dans d'autres dermatoses.

La coexistence, chez un sujet atteint d'une dermatose dont la nature est contestable, d'antécédents tuberculeux ou de manifestations de même nature sont des présomptions qui ont leur valeur, mais ne peuvent être considérées comme décisives en faveur de la nature tuberculeuse de cette affection; il est même certain que, pour certaines dermatoses, la tuberculose offre seulement un terrain favorable : tels sont le pityriasis versicolor et, sans doute aussi, le pityriasis rubra de Hebra; les statistiques de M. Jadassohn établissent, en toute évidence, qu'il y a des rapports de causalité entre cette dernière maladie et la tuberculose, mais rien ne permet cependant de penser qu'elle soit elle-même de nature tuberculeuse.

Il faut de même attacher une importance réelle, mais non une signification décisive, aux réactions banales, sous l'influence de la tuberculine, qu'elles soient locales ou générales.

Aucune des conditions que nous venons d'énumérer ne peut être

(1) H. HALLOPEAU. *Le Musée de l'hôpital Saint-Louis*, fascic. XIX, p. 143.
(2) H. HALLOPEAU et E. JEANSELME. Sur la nature du lupus érythémateux. *Congrès pour l'étude de la tuberculose*, 1888.

considérée comme *sine qua non* : une lésion manifestement tuberculeuse peut n'être pas inoculable et ne pas renfermer de bacilles : il en a été ainsi maintes fois pour le lupus verruqueux et l'on peut dire que c'est la règle pour le lichen scrofulosorum ; c'est que les bacilles peuvent être très peu nombreux et même faire complètement défaut : l'action de la tuberculine confirme, en effet, que la tuberculose peut donner lieu, comme nous l'avons établi avec M. Wickham dès 1888 (1), à des éruptions cutanées toxiniques et non bacillaires ; d'autre part, il est très vraisemblable que le bacille n'est pas la forme unique sous laquelle se présente l'agent infectieux de la tuberculose : l'on a décrit des zooglées que l'on a considérées comme telles.

II

PATHOGÉNIE GÉNÉRALE ET CLASSIFICATION

Nos classiques ont distingué de nombreuses formes de tuberculose cutanée, et nous essaierons de montrer que ce champ doit encore s'accroître : diverses circonstances permettent de s'expliquer cette diversité.

A. — La peau est un organe de structure complexe dont les divers éléments peuvent réagir isolément et différemment sous l'influence de la tuberculose en raison de conditions indéterminées (2); nous en avons pour témoins les lésions du lichen scrofulosorum limitées, comme celles des folliculites, aux glandes de la peau ou au tissu qui les entoure, le développement des gommes cutanées aux dépens des dilatations lymphatiques, le siège prédominant de la tuberculose verruqueuse dans le corps papillaire; nous devons dire cependant que les études histologiques sont incomplètes à ce point de vue et que trop souvent les investigateurs ne paraissent pas avoir suffisamment distingué les lésions initiales et primordiales d'un foyer tuberculeux des altérations concomitantes qu'elles ont pu entraîner dans les parties qui les avoisinent.

B. — Les différents sujets, par suite de conditions indéterminées qui peuvent résulter, soit de l'hérédité, soit de modifications acquises, soit de la prédominance du système lymphatique, réagissent différemment sous l'influence des infectieux tuberculeux ; c'est ainsi que nous verrons les ulcérations consécutives à l'envahissement de la peau par les néoplasies tuberculeuses sous-jacentes, tantôt rester isolées au milieu de parties saines, tantôt se propager dans les téguments ambiants sous la forme, soit de lupus vulgaire, soit de tuberculose verruqueuse, soit de gommes serpigineuses ou en traînées sur

(1) H. HALLOPEAU et WICKHAM, congrès de la tuberculose, 1888.

(2) H. HALLOPEAU. Sur les différentes formes de tuberculose cutanée et leurs localisations. *Union médicale*, 1893.

le trajet des lymphatiques, soit de lésions pustulo-ulcéreuses, soit de folliculites suppuratives.

C. — Le mode de réaction varie avec l'âge ; le lichen scrofulosorum est l'apanage de l'enfance et de l'adolescence et les folliculites suppuratives se développent de même plus fréquemment dans ces périodes de la vie.

D. — L'agent infectieux peut agir et se présenter sous des formes diverses.

a) *Le plus habituellement il s'agit d'un bacille. Il peut être identique à celui de Koch* : il en est ainsi dans les tuberculoses cutanées qui se développent chez les phtisiques avancés autour des orifices et sont remarquables par leur puissance destructive. *Plus souvent, au contraire, ce bacille est modifié* en ce sens qu'il a peu de tendance à se multiplier, qu'il est difficilement inoculable. Il semble bien que le derme lui offre un milieu peu favorable ; c'est à lui, plus qu'à toute autre partie de l'organisme qu'est applicable cette proposition du professeur Bouchard : « la *tuberculose n'est pas une maladie de l'homme.* » La bacille s'y modifie et les propriétés nocives de ses générations successives s'y trouvent très atténuées, alors même qu'elles se trouvent transportées et exercent leur action pathogénique dans d'autres organes ; nous en avons pour preuves la marche exceptionnellement lente et la bénignité relative des manifestations pulmonaires qui peuvent accompagner ces tuberculoses cutanées ainsi que l'absence habituelle d'autres complications viscérales.

Il est possible que cette virulence soit modifiée dans les cas de lupus destructifs sans qu'il soit besoin d'invoquer, pour expliquer ces faits l'intervention d'autres microbes pathogènes.

Ces bacilles peuvent sans doute agir *mécaniquement* sur les parties ambiantes, mais c'est surtout par l'*intermédiaire des toxines* qu'ils sécrètent que l'on s'explique leur action ; ce n'est pas là une simple vue de l'esprit, une pure hypothèse, mais un fait mis en évidence par les expériences nombreuses qui ont été faites avec la tuberculine et aussi par la propriété qu'a reconnue M. Straus (1) aux cadavres des bacilles tuberculeux de garder, après leur mort, une grande partie des propriétés pathogènes caractéristiques des bacilles vivants ; c'est à l'intensité virulente variable de ces produits et au mode de réaction différents des diverses parties de la peau sous leur influence qu'il faut surtout attribuer les formes diverses que peut revêtir la tuberculose cutanée.

Nous aurons à étudier, comme tuberculoses cutanées bacillaires distinctes des lupus vulgaires, le *lupus scléreux et verruqueux*, le *tubercule anatomique*, les *tuberculoses gommeuses*, les *tumeurs tuberculeuses*, les *tuberculoses ulcéreuses et pustulo-ulcéreuses*.

(1) I. STRAUS. *La tuberculose et son bacille*, 1895.

b) Selon toute vraisemblance, *l'agent infectieux de la tuberculose peut se présenter sous une forme distincte du bacille* : on
sait que des tuberculoses zoogléiques ont été étudiées, notamment
MM. Malassez et Vignal (1) ainsi que par MM. Grancher et Ledoux-
Lebard (2); nous verrons que le développement dans la peau d'une
de ces formes distinctes du bacille de H. Koch est la cause probable
de cette dermatose énigmatique qui a pour nom *lupus érythémateux*
et aussi sans doute des *lupus engelure* d'Hutchinson et *lupus pernio*
de Besnier ; ils ont pour caractères d'être *destructifs, envahissants,
de pouvoir engendrer des toxines se diffusant dans la plus grande
partie du tégument et y déterminant une réaction spéciale, de
n'être pas inoculables et de présenter une structure distincte de
celle des autres lésions tuberculeuses.*

c) Enfin, les *toxines pathogéniques peuvent provenir de foyers
éloignés des régions où elles se localisent*; il se fait, en pareil cas, une
éruption secondaire comparable à celles que l'on observe dans la
grippe ou dans le déclin des fièvres typhoïdes, des pneumonies
infectieuses, etc., mais plus durable par cette raison que la source de
ces toxines persiste alors dans l'organisme. Les dermatoses auxquelles
on peut attribuer cette origine sont le *lichen scrofulosorum*, les
acnés des cachectiques et des scrofuleux, une partie des *folliculites
suppuratives isolées, ces mêmes folliculites agminées en placards,
et des érythèmes.*

Ces dermatoses ont pour caractères communs de se *développer
chez des sujets atteints de tuberculose, de ne pas être destructives,
de céder d'ordinaire facilement à l'action thérapeutique, et de
n'être pas inoculables.*

Nous aurons à étudier successivement les trois catégories d'affections tuberculeuses de la peau que nous venons d'énumérer.

Nous aurons ensuite à signaler de fréquentes *formes mixtes* et
aussi à rechercher dans quelle mesure *l'eczéma* est en rapport avec
la tuberculose ; nous aurons enfin à nous occuper de *dermatoses
pour lesquelles la tuberculose constitue seulement un terrain
favorable.*

III

FORMES CLINIQUES

A. — *Tuberculoses cutanées bacillaires.*

Pour ce qui est des formes décrites dans nos classiques, nous
indiquerons seulement les faits nouveaux ou contestés.

---

(1) MALASSEZ et VIGNAL. Tuberculose zoogléique. *Soc. de Biologie*, 1883.
(2) GRANCHER et LEDOUX-LEBARD. Recherches sur la tuberculose zoogléique.
Arch. de médecine expérimentale, 1889-1890.

a) *Lupus scléreux de Vidal, tuberculose verruqueuse de Riehl et Paltauf, tuberculose papillomateuse de MM. Besnier, Debove et Brissaud* (1). — Cette forme a été décrite en premier lieu par Vidal sous le nom de *lupus scléreux* ; plusieurs moulages de notre musée de Saint-Louis en font foi ; MM. Riehl et Paltauf l'ont plus complètement étudiée sous la dénomination de *tuberculose verru-queuse* ; elle doit ses caractères propres à sa *localisation dans le corps papillaire* avec altérations concomitantes de l'épiderme et le plus souvent aussi du derme (Darier) ; le mode particulier de réaction du corps papillaire que suppose cette forme végétante se rencontre surtout, mais non exclusivement, aux extrémités.

Chaque fois que, primitivement ou secondairement, le corps papil-laire se trouve envahi par le contage, il peut réagir sous la forme de cette tuberculose verruqueuse ; c'est le plus souvent par le fait de l'inoculation d'agents tuberculeux provenant du contact avec des pro-duits infectés de bacilles ; c'est parfois, chez des tuberculeux, par auto-inoculation ; ce peut être aussi, bien que plus rarement, par ce que nous appelons des *intra-inoculations* : c'est-à-dire qu'une tuberculose verruqueuse peut se développer par propagation au corps papillaire d'un foyer primitif localisé, soit dans les os, soit dans le tissu cellulaire sous-cutané, soit dans les ganglions.

On sait que cette tuberculose s'accompagne fréquemment de suppu-rations, le plus souvent en foyers miliaires : il est probable que c'est par l'intermédiaire de toxines pyogènes, car le tissu de ces lupus est généralement pauvre en bacilles ; leur recherche a donné lieu plusieurs fois à des observateurs consciencieux des résultats négatifs ; cette hypothèse est aussi vraisemblable que celle de MM. Riehl et Paltauf qui attribue ces suppurations à l'intervention de microbes associés, car nous avons établi, avec M. Wickham, que les agents infectieux de la tuberculose sont par eux-mêmes pyogènes (2).

M. Etienne (3) a admis, suivant le mode d'altération de l'épiderme, une forme papillo-cornée et une papillo-crustacée.

b) *Tubercule anatomique.* — Il présente dans sa structure les plus grandes analogies avec la forme précédente ; il peut comme elle devenir le point de départ d'une lymphangite gommeuse ascendante ; aussi la plupart des auteurs tendent-ils à les regarder comme iden-tiques ; d'accord avec M. Knickenberg (4), nous ne considérons pas cette assimilation comme pleinement justifiée : d'une part, il n'est pas établi que tous les tubercules anatomiques soient de nature bacillaire ; d'autre part, la marche et l'évolution du tubercule ana-

(1) DEBOVE. *Jour. des mal. cut.*, 1890, t. II, p. 350.
(2) *Loc. cit.*
(3) ETIENNE. *Ann. de dermat.*, 1895.
(4) KNICKENBERG. *Arch. f. dermat.*, 1894.

tomique différent de celles de la tuberculose verruqueuse ; il n'a pas la même tendance à s'étendre en surface ; il peut gagner en profondeur et intéresser le squelette et s'y propager avec une remarquable puissance d'infection. Il en a été ainsi chez l'étudiant dont Verneuil a communiqué l'observation, en 1884, à l'Académie : nous avons pu suivre ce malade et constater chez lui l'envahissement progressif de tout le squelette du bras et ultérieurement du rachis : nous ne connaissons pas de tuberculose verruqueuse dans laquelle on ait observé rien de semblable : manifestement, le tubercule anatomique peut offrir une virulence et des caractères cliniques très divers suivant la source dont il émane, suivant la profondeur à laquelle a pénétré l'agent de contamination et suivant aussi que les tissus traversés constituent des terrains plus ou moins favorables au développement du contage.

Ces considérations sont applicables à toutes les inoculations tuberculeuses dont les résultats sont éminemment variables, puisque les caractères des néoplasies qu'elles engendrent permettent de les rattacher, tantôt aux formes précédentes, tantôt au lupus vulgaire, tantôt à la tuberculose ulcéreuse, tantôt aux infiltrations gommeuses disposées suivant le trajet des lymphatiques ou en groupes serpigineux.

c) *Des tuberculoses gommeuses* (1). — Ces altérations sont constituées par la tuberculose des lymphatiques ; elles peuvent être souscutanées ou intra-cutanées ; elles diffèrent des nodules lupiques, par leur volume souvent plus considérable, par leur coloration violacée et livide, et surtout par leur tendance à se caséifier, à se ramollir rapidement et à devenir l'origine de trajets fistuleux.

Nous avons montré, avec MM. Jeanselme et Goupil (2) qu'elles *peuvent se développer au niveau de varices lymphatiques ;* leur relation avec le système lymphatique avait été d'autre part mise en évidence par les faits dans lesquels ces tumeurs étaient échelonnées sur le trajet de ces vaisseaux.

La *peau peut n'être intéressée que passivement par ces gommes :* la tumeur, primitivement hypodermique, vient se faire jour et s'ulcérer à la surface ; il en résulte une fistule qui souvent persiste, entourée d'une saillie indurée et violacée, pendant plusieurs mois sans se modifier ; cette lésion peut rester circonscrite autour de cet orifice fistuleux sans présenter aucune tendance à se propager dans le derme, non plus que dans le corps papillaire ; c'est même ainsi que les

---

(1) M. Jadassohn désigne ces altérations sous les noms de *scrofuloderma* ou *tuberculose colliquative*. Ni l'une ni l'autre de ces appellations ne nous paraît devoir être adoptée : d'une part, la scrofule n'est pas la tuberculose ; d'autre part, la colliquation n'est pas constante dans ces dermatoses.

(2) H. HALLOPEAU et GOUPIL. Lymphangite gommeuse de nature probablement tuberculeuse. *Bull. de la Soc. de dermat.*, 1890.

choses se passent le plus fréquemment ; il est manifeste qu'en pareil cas la peau n'offre pas un terrain favorable à la pullulation des agents tuberculeux qui se sont développés profondément dans le système lymphatique.

Mais il n'en est pas toujours ainsi.

Comme l'a bien établi M. Jeanselme (1), cette *ouverture fistuleuse peut devenir rapidement ou tardivement (parfois après cicatrisation) le point de départ d'un lupus vulgaire :* nous en avons encore un exemple sous les yeux dans notre service ; d'autres fois, c'est un *lupus verruqueux* qui se développe ainsi secondairement ; d'autres fois, il s'agit de *folliculites suppuratives ;* enfin la *tuberculose gommeuse peut se propager, soit suivant le trajet des lymphatiques, soit,* comme l'a signalé M. Riehl et comme nous l'avons nous-mêmes observé, *en foyers serpigineux ;* dans ceux-ci, les éléments éruptifs ne présentent plus toujours les caractères reconnus précédemment aux tumeurs gommeuses ; ils ont la même consistance ferme, la même coloration violacée, mais ils peuvent persister longtemps sans subir la caséification ni le ramollissement central ; ils peuvent aussi se continuer avec des nodules lupiques ; il y a des transitions insensibles entre les deux types de tuberculose ; ce sont des formes intermédiaires.

Nous verrons bientôt que ces tumeurs gommeuses peuvent elles-mêmes se développer consécutivement aux autres formes de tuberculose cutanée; la variété décrite récemment par M. Riehl, sous le nom de *tuberculose fongueuse de la peau,* nous paraît rentrer dans le groupe des tuberculoses gommeuses.

d) *Tumeurs tuberculeuses.* — Dans cette forme, dont on doit surtout la description à M. Doutrelepont (2), les tubercules forment des masses volumineuses, généralement multiples et isolées, dont l'aspect rappelle celui du mycosis ou du sarcome : molles, de consistance élastique, squameuses, elles peuvent persister sans tendance à l'ulcération.

Des néoplasies analogues peuvent se grouper et s'ulcérer : MM. Riehl (3), Wickham et Gastou (4) ont publié des faits de cette nature.

e) *Tuberculoses ulcéreuses.* — La plupart des tuberculoses cutanées aboutissent à l'ulcération ; mais, à côté de ces faits, il en est d'autres dans lesquelles l'ulcération devient le phénomène prédominant.

Parmi celles-ci, il faut distinguer, en premier lieu, la *forme ulcé-*

---

(1) E. JEANSELME. De l'inoculation secondaire de la peau par des foyers tuberculeux sous-cutanés ou profonds. *Congrès pour l'étude de la tuberculose,* 1888.

(2) DOUTRELEPONT, *Monatsh. f. prakt. dermat.,* Bd. XX, p. 46.

(3) RIEHL. *Monatsh.,* t. XX, p. 689.

(4) WICKHAM et GASTOU. *Bull. de la Soc. de dermat.,* 1895.

reuse primitive, puis la *tuberculose ulcéreuse miliaire* qui détruit la peau au fur et à mesure qu'elle s'y développe, se manifeste presque exclusivement au voisinage des orifices qui en sont le point de départ et coïncide constamment avec une phtisie pulmonaire, à marche généralement rapide ; on ne voit qu'exceptionnellement un lupus vulgaire ou une autre forme de tuberculose cutanée se développer en continuité avec cette forme ulcéreuse. Sans doute, l'activité nocive du bacille, est, en pareil cas, trop grande pour que ces processus à marche lente, ces tuberculoses atténuées et relativement bénignes, puissent se manifester (1).

Les ulcérations peuvent avoir tendance à se cicatriser partiellement, mais elles ne deviennent qu'exceptionnellement papillomateuses ou végétantes.

Il faut distinguer de ces ulcérations des phtisiques celles qui viennent compliquer d'autres formes de tuberculose cutanée ou profonde (2).

Habituellement végétantes, elles diffèrent des précédentes par ce caractère ainsi que par leur siège généralement éloigné des orifices et l'absence de lésions tuberculeuses à marche rapide des voies respiratoires.

Dans certains cas, comme l'a montré M. Doutrelepont, un ulcère tuberculeux peut *simuler un ulcère variqueux* au point qu'un examen bactériologique et le criterium de l'inoculation doivent intervenir pour fixer le diagnostic.

D'autre part, le même auteur (3) a vu des ulcérations serpigineuses d'origine gommeuse *simuler un chancre phagédénique*.

En résumé, *il y a lieu surtout de distinguer, parmi ces tuberculoses ulcéreuses, une forme primitive, la tuberculose miliaire aiguë des phtisiques, la tuberculose secondaire végétante* et les *ulcérations chancriformes* ; il faut y ajouter les *formes pustulo-ulcéreuses* sur lesquelles nous allons revenir.

f) *Tuberculoses suppuratives*. — Vous avons établi en 1888, avec M. L. Wickham, que la *tuberculose cutanée peut, par elle-*

(1) Ces tuberculoses des phtisiques peuvent prendre parfois une extension considérable. Chez un malade que nous avions récemment sous les yeux, ses dimensions péri-anales atteignaient 12 centim. d'avant en arrière sur 8 transversalement.

(2) Notre musée de Saint-Louis s'est enrichi récemment de deux beaux spécimens de ces ulcérations secondaires : dans l'un, qui a été moulé d'après un malade de M. Du Castel, une tuberculose gommeuse et ulcéreuse de l'avant-bras en foyers multiples non confluents a abouti à la formation, sur la moitié inférieure du dos de la main, d'une large masse ulcéreuse et végétante ; l'autre représente un cas observé par M. Danlos : un large placard ulcéreux et végétant y occupe presque toute la plante du pied ; il forme un relief de près d'un centimètre ; à son pourtour, se trouvent des lésions planes non ulcérées d'apparence lichénoïde.

(3) DOUTRELEPONT. *Arch. de derm.* 1896, p. 278.

même, indépendamment de toute autre association microbienne, être *pyogénique* (1).

Ces suppurations ainsi produites sont dues en toute évidence à l'action des toxines produites par l'infectieux, soit que ces toxines aient une virulence plus active, soit que les sujets réagissent sous cette forme en raison d'une prédisposition de nature indéterminée.

Ces suppurations peuvent se présenter sous des formes diverses : elles existent nécessairement dans toutes les variétés ulcéreuses précédemment étudiées ; nous les verrons se développer autour des glandes pilo-sébacées dans la forme acnéique du lupus érythémateux ; nous les étudierons plus loin comme engendrées directement par les toxines à distance de leur foyer d'origine. Plus souvent elles se développent au niveau de foyers d'infection tuberculeuse.

Il en est ainsi dans la forme pustulo-ulcéreuse que M. Gaucher (2) a fait connaître en 1889 à notre premier Congrès international de dermatologie ; elle avait été décrite antérieurement sous le nom d'*impétigo rodens*, mais l'on en avait jusque là méconnu la nature. Ses éléments sont constitués par de petites collections purulentes épidermo-papillaires, bientôt remplacées par des croutes qui recouvrent des ulcérations ; on n'y trouve pas de bacilles, mais leur pus, inoculé au cobaye, donne toujours naissance à une tuberculose.

Récemment, nous avons signalé (3) des folliculites suppuratives distinctes des précédentes en ce qu'elles siègent au pourtour des appareils pilo-sébacés, et qu'elles se développent le plus souvent au voisinage de tubercules provenant, soit d'adénopathies, soit de gommes tuberculeuses sous-cutanées : tantôt elles restent superficielles, guérissent sans laisser de perte de substance et doivent être alors considérées comme engendrées directement par les toxines isolées de leurs bacilles générateurs, tantôt elles deviennent le point de départ de tuberculoses cutanées : *elles constituent alors le principal intermédiaire par lequel se produit le développement de tubercules cutanés consécutivement à la progression vers la surface de lésions tuberculeuses profondes.*

B. — *Tuberculoses cutanées provoquées vraisemblablement par une forme microbienne distincte du bacille vulgaire.*

a) *Lupus érythémateux.* — La discussion relative à la nature de cette éruption continue à diviser les dermatologues.

(1) H. HALLOPEAU et L. WICKHAM. Sur le genèse des suppurations tnberculeuses *Congrès pour l'étude de la tuberculose*, 1888.

(2) GAUCHER. Formes et pronostic de la tuberculose cutanée chez les enfants. *Congrès de dermat.*, 1889.

(3) H. HALLOPEAU. Sur une nouvelle forme de tuberc. suppur. et pemphigoïde de tuberc. cut. en placards à progression excentrique. *Société de derm.*, 1895, p. 494,

Est-elle ou non tuberculeuse ?

Partisan déterminé de l'affirmative (1), avec MM. Hutchinson, Besnier, Bœck, Gaucher, Thibierge, Barbe et Audry, partiellement aussi avec M. Brocq, nous rappellerons les principaux arguments que l'on peut invoquer en sa faveur : nous avons vu, avec M. Jeanselme, se développer, concurremment avec ce lupus, des adénopathies de voisinage dont nous avons pu constater la nature tuberculeuse et M. Leredde a publié un fait semblable (2) ; la coïncidence de lupus érythémateux et de lupus vulgaire a été maintes fois constatée, et tout récemment encore par M. Lacavalerie ; c'est ainsi que, d'accord avec M. Thibierge, nous pensons que l'on doit interpréter les lupus érythématoïdes du regretté Leloir ; il faut mentionner encore la présence de bacilles reconnus récemment par Hardaway (3) dans un cas qui offrait tous les caractères cliniques du lupus érythémateux, la réaction de lupus érythémateux typiques, observée particulièrement par M. Kaposi, sous l'influence de la tuberculine, la ressemblance extraordinaire, que d'après MM. Thin (3) et Kaposi (4), ce lupus peut présenter avec le lupus vulgaire, l'existence, chez un malade d'Audry, de lésions tuberculeuses dans des foyers de lupus érythémateux alors que d'autres foyers concomitants n'en présentaient pas traces, et enfin la très grande fréquence de la tuberculose pulmonaire ou l'existence de tuberculose osseuse chez les sujets atteints de cette dermatose : cet ensemble de faits nous paraît suffisant pour permettre, malgré les différences de structure et l'insuccès des inoculations, de considérer au moins comme très probable la nature tuberculeuse de cette dermatose : on peut admettre avec une grande vraisemblance qu'elle est due au développement de *formes élémentaires distinctes du bacille* (5).

En effet, on y cherche en vain ces bacilles lorsqu'il n'existe pas concurremment un lupus vulgaire, la structure des lésions n'est pas celle de la tuberculose bacillaire, leurs inoculations restent stériles, et cependant la marche des lésions, dans les formes circonscrites, ne peut s'expliquer que par la prolifération et la propagation lentes d'un agent figuré ; si, comme nous croyons l'avoir établi, il s'agit d'une tuberculose, nous sommes conduits à l'interprétation que nous venons de formuler.

(1) HALLOPEAU. *Congrès de Vienne*, 1892. — Le *Musée de l'hôpital Saint-Louis*, fasc. 5ᵉ, p. 3·

(2) LEREDDE. *Bullet. de la soc. de dermat.*, 16 juin 1894. — M. JADASSOHN a vu également un cas aigu et un cas chronique de cette dermatose coïncider avec des tuberculisations ganglionnaires (*loc. cit.*).

(3) HARDAWAY. *Ann. de dermatol*. 1894.

(3) THIN. *Monatsch.* T. XXII.

(4) KAPOSI. *Arc.h f. derm.*, 1898.

(5) Comme M. Jadassohn (*loc. cit.*), nous considérons la dénomination d'*ulérythème* assignée par Unna à cette dermatose comme laissant à désirer, car *érythème* signifie simplement éruption liée à une hyperémie cutanée et par conséquent non destructive.

On conçoit que cette forme, distincte de la bacillaire, engendre des toxines également distinctes de celles des tuberculoses vulgaires. Ces toxines donnent lieu aux érythèmes, aux suppurations folliculaires, et quand elles penètrent dans la circulation générale, loin de leurs foyers d'origine, aux lésions disséminées, disparaissant sans laisser traces, de la forme érythémateuse généralisée, qu'a décrite M. Kaposi. Cette conception à l'avantage de concilier les arguments invoqués pour et contre la nature tuberculeuse de cette dermatite et d'expliquer tous les faits : il reste à trouver la forme microbienne nouvelle et à en isoler les toxines (on n'est pas plus avancé pour la syphilis).

Parmi les faits nouveaux qui méritent d'être signalés dans l'étude clinique de ce lupus, depuis le remarquable rapport de M. Malcolm Morris (1) au *Congrès de Vienne*, nous mentionnerons l'existence, observée par nous, d'une *forme végétante* (2) qui peut, comme nous l'avons observé avec M. Guillemot (3), coïncider avec des dépressions considérables que les saillies entourent à la manière d'un bourrelet, *l'existence concomitante de lésions acnéiques remarquables par l'intensité du processus destructif* qui peut aboutir à une division presque complète du lobule de l'oreille, enfin la *production spontanée de suppurations folliculaires*, si rares dans cette maladie qu'elle ont été niées par M. Unna.

Nous avons encore signalé, avec M. Jacques Monod (4), des localisations de ce lupus au cuir chevelu et dans toute l'étendue de la paume des deux mains alors que la face en restait complétement indemne.

On doit à M. Radcliffe Crocker (5) d'avoir fait connaître des formes cliniques qui peuvent faire ressembler objectivement ce lupus, soit à un érythème tuberculeux ou papuleux, soit à un psoriasis, soit à un lichen plan : M. Brocq a vu également se produire, dans cette dermatose, des altérations d'aspect nettement lichénoïde sans que l'on put admettre une lichénification secondaire par grattage : M. Radcliffe Crocker a encore montré que ce lupus peut se compliquer de télangiectasies.

De nouveaux faits sont venues confirmer l'existence de la forme érythémateuse disséminée qu'a décrite Kaposi (6) et dont la légitimité avait été à tort mise en doute ; ils appartiennent à M. Besnier et à nous même : le nôtre est pleinement démonstratif, car nous avons vu une plaque de lupus érythémateux typique succéder à ces érythrodermies disséminées. Nous avons montré, comme faits nouveaux dans cette

(1) MALCOLM MORRIS. *Congrès de Vienne*, 1892.
(2) H. HALLOPEAU. *Ann. de derm.*, 1892.
(3) HALLOPEAU et GUILLEMOT. *Bullet. de la Soc. de derm.*, 1895.
(4) HALLOPEAU et J. MONOD. *Ibid.*
(5) RADCLIFFE CROCKER. *Journal of cut. and genit. diseases*, Bd. XII, n° 1, 1896.
(6) KAPOSI. *Path. u. Ther. der Haut Krankheit.*, 1893.

forme disséminée, la production de phénomènes d'asphyxie locale, de plaques ortiées et de cicatricules.

b) Lupus pernio. — Cette forme est considérée par M. Besnier comme une variété de lupus érythémateux ; elle coïncide avec cette dermatose ; M. Tenneson la regarde au contraire comme une manifestation tuberculeuse distincte ; il l'a vue se produire concurremment avec un lupus vulgaire. Elle est voisine du *lupus engelure* décrit par M. Hutchinson. M. Tenneson (1) y a signalé, comme fait nouveau, une dilatation des orifices folliculaires.

Les arguments en faveur de sa nature tuberculeuse sont les mêmes que pour le lupus érythémateux.

C. — *Tuberculoses cutanées engendrées par des toxines émanées de foyers plus ou moins éloignés.*

Nous réunissons sous ce titre les éruptions qui se développent chez les tuberculeux, le plus souvent en même temps que des dermatoses bacillaires et parfois sous leur influence directe, ne sont pas destructives, n'ont pas la structure des tuberculoses bacillaires, ne sont pas inoculables et sont susceptibles d'être provoquées par la tuberculine.

La nature tuberculeuse de ces éruptions à été le plus communément méconnue jusqu'à ces derniers temps ; nous verrons, à propos de chacune d'elles, qu'elle ne doit plus être contestée.

On doit considérer comme telles le *lichen scrofulosorum*, l'*acné cachectique*, l'*acné scrofulosorum*, les *folliculites isolées ou agminées en placards à progression excentrique*, la *tuberculose papulo-vésiculeuse* et les *érythèmes tuberculeux*.

a) *Lichen scrofulosorum*. — On sait que, presque simultanément, MM. Jacobi et Sack ont déclaré qu'il s'agissait là d'une manifestation tuberculeuse : ils s'appuyaient sur l'histologie et, de plus, M. Jacobi avait constaté la présence d'un bacille dans les tissus ainsi lésés. Cette manière de voir a soulevé de vives contradictions : MM. Kromayer, Kaposi, Lukasiewicz l'ont contestée ; d'après ce dernier auteur, l'absence de caséification. la bénignité de l'éruption, la rapidité avec laquelle elle accomplit son évolution rétrograde, la différencient des tuberculoses cutanées ; ses lésions ne sont pas d'ailleurs identiques à celles de la tuberculose : on n'y trouve pas ces nodules typiques, nettement limités, privés de vaisseaux et reconnaissables à leur réticulum caractéristique ; pour ce qui est de l'unique bacille, vu par Jacobi, sa valeur est des plus contestable en raison des résultats négatifs, à cet égard, des recherches faites par tous les autres observateurs ; la présence de cellules géantes n'est nullement caractéristique, puisque l'on trouve

____

(1) Tenneson. *Lupus pernio. Le Musée de l'hôpital Saint-Louis*, 18e fasc., p. 136.

ces mêmes éléments dans nombre de dermatoses étrangères à la tuberculose; Kromayer conteste également, au point de vue purement histologique, la nature tuberculeuse de cette éruption ; d'après lui, le caractère essentiel de cette infection, la destruction complète des éléments normaux par la néoplasie, font défaut dans le lichen scrofulosorum. Les tentatives d'inoculation ont toujours donné des résultats négatifs, alors même qu'elles ont été pratiquées, comme récemment par Jadassohn, dans les conditions les plus favorables ; il faudrait donc considérer la tuberculose comme constituant seulement un terrain propice au développement de cette dermatose; Unna se rattache à cette manière de voir.

Quelle que soit la valeur des arguments qui viennent d'être énumérés, ils ne peuvent tenir en présence des faits positifs qui démontrent la nature tuberculeuse de ce lichen; nous voulons parler des deux observations cliniques que nous avons publiées (1) et dont la signification est, suivant nous, décisive : dans ces deux cas, les éléments lichénoïdes étaient, en effet, groupés autour de lésions tuberculeuses dont ils émanaient en toute évidence comme le font, dans une syphilide en groupes à progression excentrique, les papules secondaires aux dépens de l'élément initial qui occupe le centre du groupe et en a été le point de départ; chez le malade dont nous présentons le moulage, les groupes de lichen, nombreux sur le tronc, n'étaient qu'au nombre de trois sur les membres inférieurs; ces derniers méritaient au plus haut degré l'attention : des papules de lichen y étaient, en effet, disposées autour de cicatrices et de nodules lupiques dont elles étaient manifestement l'expansion; ces éléments étaient groupés de la manière suivante : au centre, se trouvait une cicatrice du diamètre d'une pièce de cinquante centimes : elle s'était manifestement développée consécutivement à une altération profonde de la peau certainement tuberculeuse et probablement gommeuse, comme les altérations que l'on constatait simultanément dans la région cervicale; l'on voyait, autour de cette cicatrice, une couronne de nodules d'un rouge sombre et légèrement saillants offrant les caractères de nodules lupiques; en dehors de ces nodules, et circulairement, étaient disséminées les taches et les saillies miliaires de lichen, beaucoup plus pâles et donnant au toucher une sensation de rudesse, et celles-ci étaient en tout semblables aux petites saillies des groupes typiques de lichen disséminés sur le tronc; en présence de ces faits, il est de toute évidence qu'un foyer tuberculeux initial s'est formé dans les couches profondes du derme ou le tissu cellulaire sous-jacent et a donné lieu à la grande cicatrice centrale; puis, que les agents infectieux se sont propagés

(1) HALLOPEAU. Sur un cas de lichen scrofulosorum et la nature tuberculeuse de cette affection. *Bulletin de la Soc. de dermat.*, 1892, p. 120. — Sur un cas de lichen scrofulosorum; démonstration de sa nature tuberculeuse, *ibid.*, 1894, p. 258.

excentriquement de ce foyer dans les parties voisines du derme et y ont amené la genèse des nodules lupiques ; enfin que, plus en dehors, une nouvelle expansion des bacilles, ou plutôt sans doute de leur produits toxiques, a donné lieu au semis ambiant des papules de lichen ; cette localisation nouvelle s'est faite autour des follicules pilo-sébacés. Selon toute vraisemblance, ces follicules et aussi, d'après une de nos observations, les glandes sudoripares, offrent, chez les jeunes enfants ou adolescents atteints de cette dermatose, un milieu susceptible d'être influencé par les toxines tuberculeuses ; nous citerons comme une autre preuve en faveur de notre manière de voir l'observation de MM. Schweninger et Buzzi (1) qui ont vu ce lichen se développer sous l'influence des injections de tuberculine.

On peut conclure de ces faits que la *tuberculose cutanée ne se traduit pas exclusivement par des lésions destructives et que ses manifestations, lorsqu'elles ont pour cause prochaine l'action des toxines, peuvent être d'une grande bénignité et non inoculables ; leur structure est différente de celle des tuberculoses bacillaires.*

b) *Folliculites suppuratives disséminées ou agminées.* — Ces altérations ne paraissent pas être exceptionnelles, du moins dans leurs formes simples, mais leur nature tuberculeuse n'avait pas été établie jusqu'ici. Nous avons essayé dernièrement (2), ainsi que nos collègues MM. Du Castel et Feulard, d'appeler l'attention sur ces altérations. On doit en considérer comme des variétés les types cliniques décrits sous les noms d'*acné cachectique* et d'*acné scrofulosorum* ainsi que la forme *papulo-vésiculeuse disséminée* que nous avons signalée en 1888 (3).

Leur nature tuberculeuse nous paraît ressortir en toute évidence des faits suivants : ces folliculites coïncident très fréquemment avec le lichen scrofulosorum dont nous venons d'établir la nature tuberculeuse ; il y a constamment d'autres manifestations tuberculeuses ; elles sont identiques aux folliculites suppuratives que nous avons vues se développer au cours des tuberculoses gommeuses et engendrer des foyers lupiques ; on n'y trouve, en général, pas trace de microbes pyogènes ; elles offrent beaucoup de ressemblance avec l'éruption pustuleuse que nous avons vue se manifester, en même temps que la réaction générale, sous l'influence de la tuberculine inoculée.

Ces folliculites siègent le plus souvent au tronc et aux membres, surtout aux membres inférieurs.

(1) Schweninger et Buzzi. Lichen scrofulosorum provoqué par l'injection de tuberculine. *Monatsh. f. prak. f. Dermat.*, 1891.

(2) H. Hallopeau. Sur une nouvelle forme de tuberculose cutanée suppurative et son interprétation physiologique. *Bull. de la Soc. de dermat.*, 1895, p. 424. — 2e note, *ibid.*, 1896, p. 2. — Sur la genèse et le rôle pathogénique des folliculites disséminées chez les tuberculeux, *ibid.*, 1896, p. 208.

(3) H. Hallopeau. *Réunion des médecins de l'hôpital Saint-Louis*, 1888.

Elles peuvent offrir des caractères très divers.

Le plus habituellement, ce sont des saillies papuleuses dont le volume varie de celui d'un grain de millet à celui d'un grain de chènevis, rouges, acuminées et surmontées, soit d'une vésico-pustule, soit d'une croûtelle : elles prennent le nom d'*acné cachectique* quand elles s'entourent d'une aréole hémorrhagique.

Nous avons montré récemment qu'elles peuvent devenir confluentes et *constituer alors une dermatose à caractères tout particuliers et non encore décrite.*

Les folliculites ainsi agglomérées forment des placards indurés qui s'étendent rapidement en surface ; ces placards peuvent eux-mêmes se fusionner assez complètement pour qu'il ne reste pas trace de leur séparation initiale ; de nouvelles pustulettes se développant dans leur aire ou à leur périphérie, il en résulte des ulcérations très superficielles ; l'épiderme peut être le siège, au pourtour de ces placards, dans leur zone d'accroissement, de soulèvements bulleux d'aspect pemphigoïde ; d'autre part, la zone d'accroissement des placards peut se soulever en forme d'un bourrelet qui progresse en s'étendant excentriquement en même temps qu'il s'affaisse dans sa partie interne : les placards ainsi formés s'étendent rapidement en même temps qu'ils s'affaissent et rétrocèdent partiellement dans leur partie centrale. Nous avons vu l'un d'eux recouvrir en quelques semaines presque toute la partie postérieure de la jambe.

L'examen histologique ne révèle en pareil cas, ni la présence du bacille, ni l'existence de lésions tuberculeuses ; les altérations dominantes sont, d'après les recherches de MM. Darier et J. Lafitte, celles d'une périfolliculite : ce fait est en faveur de leur origine toxinique.

Les différentes manifestations toxiniques que nous venons de passer en revue ont pour caractère commun de siéger au pourtour des appareils pilo-sébacés ; cette localisation, ainsi que l'a fait remarquer M. Leredde, semble en désaccord avec celle de l'infectieux tuberculeux qui paraît intéresser exclusivement le tissu conjonctif ; mais, comme nous l'avons fait remarquer déjà (2), on peut se l'expliquer si l'on tient compte des différences de milieu que peut offrir ce tissu dans les diverses parties de l'organisme : il se trouve, en effet, par ses espaces lymphatiques, l'intermédiaire obligé entre les éléments d'une organisation plus élevée (cellules glandulaires, muscles, nerfs) qu'il environne et la circulation ; il est donc nécessairement imprégné des matériaux de désassimilation qu'engendrent ces éléments et présente

---

(1) H. HALLOPEAU. Sur l'emploi thérapeutique de la lymphe de Koch. *Bull. de la Soc. de dermat.*, 1890.

(2) H. HALLOPEAU. Sur une nouvelle forme suppurative et pemphigoïde de tuberculose cutanée en placards à progression excentrique. *Bull. de la soc. f. de Dermat.*, 1895, p. 427.

par suite une constitution différente au pourtour de chacun d'eux ; on conçoit donc que le tissu conjonctif qui environne les glandes de la peau puisse devenir un milieu favorable à l'action des toxines tuberculeuses alors que les autres parties du tégument restent indemnes.

c) *Érythèmes tuberculeux.* — Les manifestations cutanées de la tuberculose peuvent être purement érythémateuses : c'est ainsi que MM. Bayet et Schlangreieff ont vu se produire des éruptions de cette nature chez des sujets atteints de tuberculose pulmonaire aiguë ; éphémères, simulant la roséole, elles ont persisté de quinze à vingt jours ; elles intéressaient toutes les parties de la surface cutanée, et offrait la plus grande analogie avec celles que l'on a maintes fois observées à la suite des injections de tuberculine.

d) Formes mixtes. — Toutes les manifestations tuberculeuses que nous venons de passer en revue peuvent coïncider ; c'est ainsi que nous avons vu, chez un même sujet, des gommes tuberculeuses souscutanées et cutanées, des folliculites, du lupus vulgaire, de la tuberculose verruqueuse et du lichen scrofulosorum ; c'est ainsi que la tuberculose ulcéreuse miliaire peut exceptionnellement devenir le point de départ d'un lupus vulgaire, que les tuberculoses gommeuses en traînées peuvent compliquer la tuberculeuse verruqueuse ainsi que le tubercule anatomique : ces faits mettent en évidence l'étroite parenté qui existe entre ces diverses affections.

IV

DERMATOSES TROUVANT CHEZ LES TUBERCULEUX UN TERRAIN FAVORABLE

Faut-il admettre l'existence d'un *eczéma tuberculeux*?

MM. Hutchinson, Unna, Neisser et Eddows répondent affirmativement ; d'après M. Unna, il occupe surtout le pourtour des orifices de la face ; il coïncide avec des inflammations catarrhales des muqueuses et particulièrement avec des conjonctivites, des kératites qui prennent la forme phlycténoïde et des rhinites ; les parties malades sont tuméfiées ; elles donnent lieu à du prurit ; les vésicules superficielles et volumineuses se concrètent rapidement en croûtes épaisses ; les ganglions voisins se tuméfient. Cette description rappelle beaucoup celle que donnait Bazin de son eczéma scrofuleux. L'exactitude de ce tableau clinique est incontestable : mais s'agit-il d'une affection directement engendrée par le bacille ou par ses produits ? On n'en a pas jusqu'ici la démonstration ; les inoculations des produits de sécrétion de cet eczéma restent stériles ; on peut invoquer, avec autant, sinon plus, de vraisemblance, la vieille conception de la scrofule offrant un terrain favorable à la tuberculose, en même temps qu'elle se traduit cliniquement par ces éruptions vésiculeuses. Il est vrai que M. Eddows a trouvé des bacilles dans une éruption eczémateuse, mais cette éruption n'offrait pas les caractères que nous venons de retracer d'après Uuna : il s'agissait, en effet, d'un eczéma sec, très squameux et non prurigineux ; des études devront encore être entreprises dans cette direction.

Il nous reste à signaler les relations que présentent d'autres dermatoses avec la tuberculose ; les cliniciens ont reconnu, de longue date, qu'il en est ainsi du *pityriasis versicolor*, et l'on doit à M. Jadassohn d'avoir établi qu'il en est de même du *pityriasis rubra de Hebra*. Selon toute vraisemblance, il n'y a encore ici qu'une question de terrain, soit qu'un état particulier des tissus offre chez les tuberculeux, un milieu favorable au développement de ces dermatoses, soit que cette modification soit produite directement par les toxines tuberculeuses.

Suivant M. Tommasoli, des auto-intoxications prédisposeraient à l'impétigo herpétiforme, à l'ichthyose, au pityriasis rubra pilaire, à la kératose pilo-folliculaire, au pemphigus, au psoriasis, au lichen, à l'herpétide exfoliatrice maligne, à l'érythème noueux, etc., en même temps qu'à la tuberculose. Nos observations personnelles ne nous permettent pas d'admettre cette manière de voir.

V

INDICATIONS THÉRAPEUTIQUES

Pour ce qui est du traitement, l'ablation et la cautérisation sont les moyens les plus efficaces, mais elles ne sont pas toujours applicables. Diverses tentatives ont été faites récemment dans le but d'agir sur les manifestations de la tuberculose cutanée par les inoculations de produits toxiques d'origine tuberculeuse ou autre : il n'est pas besoin de rappeler les espérances, trop tôt déçues, auxquelles a donné lieu la découverte de la tuberculine. C'est néanmoins dans cette direction qu'il faut chercher surtout les moyens d'enrayer ou de guérir cette maladie : nous avons essayé, à cet égard, avec M. Roger (1), les injections intradermiques de toxines érysipélateuses ; nous n'avons obtenu que des résultats trop incomplets pour que cette médication entre dans la pratique courante ; mais, cependant, ces résultats, rapprochés de ceux qui ont été obtenus dans diverses autres maladies infectieuses et de l'action curative qu'exerce parfois un érysipèle intercurrent, permettent d'espérer qu'en marchant dans cette voie on pourra arriver à une solution favorable de ce problème si intéressant pour l'humanité (2).

(1) H. HALLOPEAU et H. ROGER : action des toxines streptococciques sur le lupus, *Presse médicale*, 8 avril 1896.

(2) Si l'on parvenait à cultiver les bacilles *à vitalité atténuée du lupus vulgaire*, peut-être trouverait-on là des éléments pour préparer un liquide approprié.

IMPRIMERIE LEMALE ET Cⁱᵉ, HAVRE

191